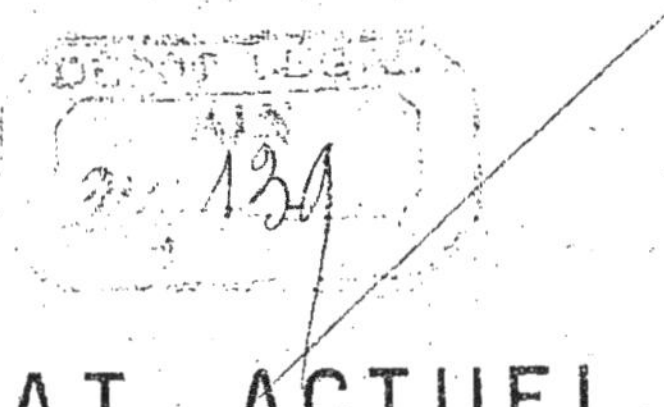

ÉTAT ACTUEL

DE LA QUESTION

DU TRAITEMENT DE LA MALADIE DE LITTLE

PAR L'OPÉRATION DE FOERSTER

PAR

Le Dr SAMOUIL PERLIS

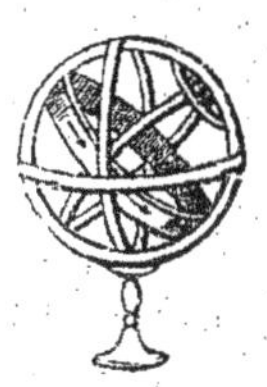

TRÉVOUX
IMPRIMERIE JULES JEANNIN

1911

ETAT ACTUEL DE LA QUESTION
DU TRAITEMENT DE LA MALADIE DE LITTLE
PAR L'OPÉRATION DE FOERSTER

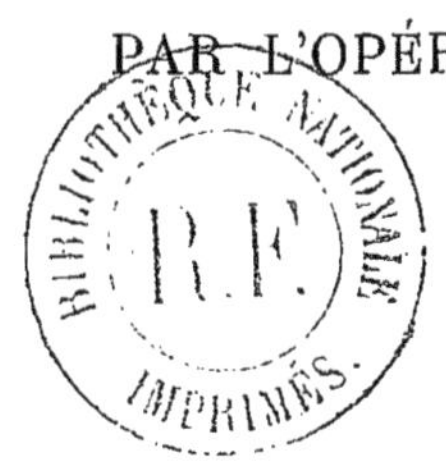

ÉTAT ACTUEL

DE LA QUESTION

DU TRAITEMENT DE LA MALADIE DE LITTLE

PAR L'OPÉRATION DE FOERSTER

PAR

Le Dr SAMOUIL PERLIS

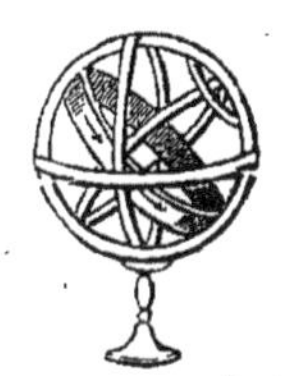

TRÉVOUX
IMPRIMERIE JULES JEANNIN

1911

A MES PARENTS

A MES FRÈRES

A MES AMIS

A MON PRÉSIDENT DE THÈSE

MONSIEUR LE PROFESSEUR WEILL

Professeur de Clinique Médicale Infantile à la Faculté
de Médecine de Lyon,

Médecin des Hôpitaux,

Chevalier de la Légion d'Honneur.

PRÉFACE

A la veille de terminer nos études médicales et de quitter la France, nous ne pouvons penser sans émotion aux bonnes années de notre vie d'étudiant, dont nous garderons un souvenir ineffaçable.

Au moment de commencer notre carrière, nous tenons à donner ici à tous les Maîtres qui nous ont dirigé durant le cours de nos études, le témoignage de notre profonde reconnaissance.

Nous devons des remerciements particulièrement sincères à M. le Docteur LYONNET, qui a été notre premier maître en médecine, qui nous a accueilli avec bienveillance dans son service. Les notions de médecine et de thérapeutique qu'il nous a inculquées, nous seront un guide fidèle dans le difficile exercice de l'art médical ;

Nous sommes tout particulièrement reconnaissant à M. le Professeur ROLLET, qui nous a permis d'étudier, sous sa haute direction, la science ophtalmologique et nous a accordé d'entrer dans son laboratoire ;

M. le Professeur WEILL nous fait aujourd'hui l'honneur de présider cette thèse ; qu'il veuille nous permettre de lui exprimer notre profonde et respectueuse gratitude ;

M. le Professeur agrégé LERICHE nous a donné le sujet de ce modeste travail ; nous le remercions de la confiance qu'il nous a témoignée en cette occasion et aussi des conseils éclairés qu'il nous a donnés dans l'élaboration de cette thèse ;

Nous remercions également tous nos Professeurs de la Faculté et des Hôpitaux, qui nous ont guidé dans nos études ;

Enfin, ce n'est pas sans un souvenir ému que nous quitterons nos camarades d'études à la Faculté de Médecine de Lyon et à « l'Association républicaine pour favoriser les études médicales »; des heures que nous y avons passées, nous restera toujours un excellent souvenir.

L'étude que nous allons entreprendre au sujet de l'opération de Foerster, comprendra plusieurs chapitres.

Dans le premier chapitre, nous étudierons la physiologie pathologique de la contracture et l'historique de l'opération de Foerster.

Le deuxième chapitre sera consacré à l'étude de la technique opératoire ; il sera suivi d'un chapitre annexe consacré à l'étude des suites opératoires et du traitement post-opératoire.

Dans le quatrième chapitre, nous donnerons les résultats que l'on peut attendre de cette opération, ainsi que les indications et contre-indications de cette opération.

Enfin, dans le dernier chapitre, nous donnerons les observations les plus intéressantes de la maladie de Little traitée par cette méthode opératoire.

Historique de l'opération de Foerster et physiopathologie de la contracture

En présence de l'incertitude des données étiologiques et pathogéniques touchant la maladie de Little, et par suite de l'absence de traitement médical curateur, on est arrivé à accepter généralement que la maladie de Little est justiciable de la chirurgie orthopédique.

Tout d'abord, on eut l'intention d'intervenir uniquement contre les conséquences fâcheuses d'une immobilisation prolongée avec contracture ; cette immobilisation amenant des altérations de la fibre musculaire contracturée, il se produit des rétractions et des attitudes vicieuses, commandées à la fois par cette contracture prolongée et l'atrophie des muscles antagonistes, toutes lésions auxquelles s'ajoute encore la déformation articulaire fréquente du genou, du coup de pied et même de la hanche.

L'Ecole lyonnaise particulièrement a beaucoup contribué à mettre en honneur toute cette chirurgie orthopédique. Dès 1892, M. Lyonnet présentait à la Société de Médecine de Lyon un enfant traité par immobilisation en appareil plâtré, après section du tendon achilléen : l'enfant, très amélioré, pouvait marcher un peu. Mais c'est surtout M. Vincent qui, à deux reprises différentes, décrivit le traitement chirurgical basé principalement sur la ténotomie des muscles atteints de rétraction fibreuse.

Depuis cette époque, on a préconisé diverses opérations : ténotomies, ténectomies, ostéotomies, etc. Frölich, de Nancy, principalement, a appliqué toutes ces méthodes exposées dans ses intéressantes observations, publiées dans la *Revue de Chirurgie*. Toutes ces opérations, néanmoins, n'avaient qu'un caractère palliatif et sans grande importance dans les cas réellement graves.

Les progrès de la chirurgie générale ont amené à espérer une thérapeutique réellement curatrice de cette affection.

Dans le cours de ces vingt dernières années, les centres nerveux ont commencé à entrer dans le domaine de la chirurgie ; on s'est mis à opérer les méninges avec une innocuité relative, sous le couvert d'une asepsie stricte et peu à peu l'on s'est mis à intervenir directement sur les centres nerveux. Déjà, en 1888, Bennett et Abbe, chirurgiens de New-York, avaient pratiqué la radicotomie postérieure dans des cas de névralgies rebelles à tout autre traitement.

Depuis, Horsley puis Chipault et Monod employèrent cette même méthode, intéressante pour nous, car elle nous donne la technique opératoire. Cette opération, opposée alors à des troubles sensitifs, n'atteignait pas toujours son but : après une guérison temporaire, il se produisait fréquemment une récidive, comme après l'extirpation du ganglion de Gasser. Aussi cette méthode fut-elle abandonnée.

En 1908, Foerster présente à la Société de Médecine de Breslau un cas de radicotomie postérieure pour maladie de Little ; mais alors la technique s'est, d'une part, perfectionnée et, d'autre part, il invoqua en faveur de cette opération une nouvelle théorie de la contracture, qui donne la cause des bons résultats qu'on en peut attendre. Quelle est donc la cause de la contracture musculaire ?

Charcot, Vulpian et Brissaud avaient, vers 1875, attribué la contracture permanente à une hyperactivité musculaire par exagération du tonus et, comme cause première de cette exagération tonique, ils admettaient qu'une lésion quelconque du faisceau pyramidal agit comme un convulsivant sur les cellules radiculaires antérieures ; cette théorie, qui avait servi de base au traitement bromuré de la maladie de Little, dut d'ailleurs être abandonnée, car elle n'explique point qu'on observe la contracture à la fois dans les cas de sclérose et d'absence du faisceau pyramidal.

Adam Kiewicz en 1881, puis Anton en 1890, admirent que le tonus est soumis à l'influence d'une force régulatrice supérieure, résultante elle-même de deux forces d'effet contraire : l'une inhibitrice venue des cordons latéraux, l'autre excitatrice passant par les cordons postérieurs. La cellule radiculaire antérieure, centre du réflexe de ce tonus, est donc soumise à ces deux courants de sens inverse ; il en résulte que lorsque les faisceaux pyramidaux sont détruits ou incomplètement développés, il y a influence prépondérante des faisceaux postérieurs, d'où hypertonus et contracture permanente. C'est cette théorie qui sert de base à l'opération de Foerster dirigée contre la contracture.

On a voulu opposer à cette théorie le fait de l'existence, tantôt de la paralysie, tantôt de la contracture dans les lésions du faisceau pyramidal. Van Gehuchten a facilement réfuté cette légère objection, en montrant que l'action inhibitrice vient toujours du cortex et que l'action excitatrice passe par les voies cérébello-spinales. Etant maintenant admis que les cordons postérieurs de la moelle contiennent les éléments excitateurs du faisceau pyramidal, qui à la moindre irritation donnera naissance à la contracture, il conviendra d'intervenir sur ces cordons postérieurs. Or, à l'état normal, dans l'arc réflexe qui transmet au nerf moteur toutes les excitations sensitives, celles-ci prennent naissance dans les extrémités des nerfs de la sensibilité et arrivent aux cordons postérieurs par les racines postérieures. Dans leur long parcours, il n'est possible d'atteindre ces nerfs sensitifs qu'entre le point où, arrivés dans le canal rachidien, ils se séparent des nerfs moteurs et le point où ils pénètrent dans la moelle. Ainsi on est amené à intervenir par une radicotomie postérieure qui mettra le malade dans les conditions de la narcose chloroformique.

Il existe cependant une question préjudicielle à résoudre : sectionnant les racines postérieures, n'atteint-on pas définitivement la sensibilité, ne produit-on pas l'ataxie ? On sait que les racines postérieures servent, en effet, à la conduction de la sensibilité, comme le prouvent les expériences de Magendie, et l'on a noté après l'opération de Foerster la persistance plus ou moins grande d'anesthésies cutanées.

Les recherches déjà anciennes de Sherrington, en montrant qu'un même territoire cutané est innervé par trois racines consécutives, nous donnent une solution facile de cet inconvénient toujours à redouter ; il suffira de ne sectionner sur trois racines consécutives qu'une ou deux d'entre elles, ce qui supprimera en grande partie la contracture, tout en ne provoquant pas d'anesthésie. Van Gehuchten donne à ce propos une autre méthode : il conseille de sectionner dans chaque racine 2 ou 3 filets seulement, sans s'occuper même de savoir à quelle racine appartient tel filet. Ainsi il parvient à supprimer la contracture sans provoquer aucune anesthésie.

La possibilité théorique d'intervenir contre l'état spasmodique par voie chirurgicale étant maintenant bien établie, il importe de nous demander sur quelles racines portera le bistouri du chirurgien. Le choix des racines à réséquer doit, en effet, être tel que les contractures les plus importantes disparaissent.

Les groupes de muscles qui jouent le rôle le plus important dans cette affection sont les fléchisseurs plantaires, les extenseurs de la jambe et les adducteurs.

On avait cru autrefois qu'il existait une spécialisation fonctionnelle des racines et de la moelle. Les recherches récentes de Kronenberg et Peyer, de Ferrier et Leo, de Forgue et Lannegrâce sur les plexus brachial et lombaire, admises aujourd'hui par la majorité des neurologistes, montrent que la spécialisation topographique prime la spécialisation physiologique et que chaque racine commande une région déterminée dans un territoire topographique constant, mais fonctionnellement indéterminée et multiple. Il est donc de la plus haute importance de connaître exactement les muscles innervés par les différents nerfs.

Nous nous servirons des tableaux dressés à ce sujet par Thane, par Kocher et Latzarus, tableaux identiques par beaucoup de points et qui sont devenus classiques depuis que Rose les a publiés :

Fléchisseurs plantaires du pied	5^{e}L	1^{e}S	2^{e}S	
Fléchisseurs dorsaux du pied .	4^{e}L	5^{e}L	1^{e}S	
Fléchisseurs de la jambe	4^{e}L	5^{e}L	5^{e}L	
Extenseurs de la jambe	3^{e}L	4^{e}L	1^{e}S	
Fléchisseurs de la cuisse	1^{e}L	2^{e}L	3^{e}L	4^{e}L
Extenseurs de la cuisse	4^{e}L	5^{e}L	1^{e}S	
Adducteurs de la cuisse	2^{e}L	3^{e}L	4^{e}L	
Rotateurs internes de la cuisse	4^{e}L	5^{e}L	1^{e}S	
Rotateurs externes de la cuisse	4^{e}L	5^{e}L	1^{e}S	2^{e}S

Ce tableau nous montre l'influence réellement prépondérante des 2e, 3e, 5e lombaires et de la 2e sacrée. On interviendra donc en sectionnant les racines postérieures correspondantes, sauf la 1re sacrée, en se servant des procédés opératoires que nous étudierons dans le prochain article.

Technique opératoire

L'opération de Foerster décidée, le chirurgien devra résoudre diverses questions ayant trait à la préparation du malade au point de vue de l'asepsie, à l'anesthésie à employer, et enfin à la situation du malade au cours de l'opération.

La désinfection du champ opératoire devra être très large et très complète. L'opération de Foerster n'étant jamais faite d'urgence, il sera sage de préparer le malade quelques jours à l'avance suivant les procédés utilisés en chirurgie générale. On pourra aussi recourir à l'asepsie au moyen de la teinture d'iode, malgré que Biesalski et Moscovitch aient dû à cette méthode de graves complications. Si l'on applique la méthode de Grossich, on s'efforcera de ne pas produire une trop forte vésication iodée qui amènerait de la dermite, puis facilement une infection profonde.

La nécessité de faire une large brèche osseuse

après avoir traversé une épaisse couche musculaire, nous fait comprendre le danger de l'hémorragie. Celle-ci sera évitée, si l'on a soin de recourir, non pas à une taille de lambeaux ostéo-musculo-cutanés, mais à une résection sous-périostée.

Un troisième point, qui attirera l'attention du chirurgien, est celui de l'écoulement obligatoire de liquide céphalo-rachidien. Celui-ci pourra être notablement diminué si l'on a soin de placer le malade en position de Trendelenburg.

L'anesthésie sera faite à l'éther, qui a l'avantage de relever le malade du schock où le plonge une grave et longue opération et il est plus facile de la pratiquer que celle au chloroforme dans la position où se trouve le malade.

Enfin, avant d'aborder l'opération, le chirurgien devra brièvement se résumer les notions anatomiques et les divers plans qu'il trouvera au cours de l'intervention qu'il va pratiquer.

Lorsque le chirurgien, voulant aborder la moelle épinière, aura incisé la peau sur la ligne épineuse, il trouvera latéralement des masses musculaires formées par les spinaux. Ces muscles réclinés, il trouvera les lames vertébrales réunies par les ligaments jaunes. Ces lames constituent une partie du pourtour du canal rachidien. A l'intérieur du canal, avant d'arriver aux racines, nous trouvons l'espace épidural avec les plexus veineux, puis la dure mère, l'arachnoide, la pie mère et les racines.

Pour savoir à quel niveau de la colonne vertébrale le chirurgien doit pratiquer son incision, il faudra repérer les vertèbres et, d'autre part, se rappeler les formules établissant les relations entre les racines rachidiennes et les vertèbres. Les recherches de Chipault nous donnent les résultats suivants : les 3 dernières racines lombaires correspondent à la 11e vertèbre dorsale et à l'espace interépineux sous-jacent ; les 3 premières racines sacrées correspondent à la 12e vertèbre dorsale. Quant aux vertèbres dorsales, elles ont été déterminées par les recherches de Duplay, Rochard et Demoulin ; la 3e vertèbre lombaire est proéminente et se trouve sur une ligne horizontale passant par l'ombilic, la 12e vertèbre dorsale passe à 4 centimètres au-dessus de la 3e lombaire.

Tels sont les préparatifs opératoires. Telles sont également toutes les conditions préliminaires qui nous permettront maintenant d'aborder la description de l'opération de Foerster. Nous ferons cette opération en une seule séance, contrairement aux premiers chirurgiens qui pratiquèrent la radicotomie postérieure ; il ne semble pas, en effet, que celle-ci soit plus dangereuse en un temps, comme nons le montreront nos observations.

Nous allons exposer la technique opératoire que M. le professeur agrégé Leriche emploie et a bien voulu nous permettre d'exposer dans ce travail. Cette technique applicable également au traitement des crises gastriques du tabes ne diffère que par quelques points de détail que nous avons changés en l'exposant.

L'opération comprend l'exécution successive des différents temps que voici :

1° Incision des téguments et découverte des arcs vertébraux.

On fera une incision cutanée sur la ligne des apophyses épineuses. Cette incision partira de la 9e vertèbre dorsale pour aller jusqu'au milieu du sacrum. La peau incisée de chaque côté des apophyses épineuses, le bistouri entame l'aponévrose et le périoste qui les recouvre : puis avec une rugine on dénude soigneusement les apophyses épineuses et on arrive rapidement et sans perte de sang jusqu'au fond des gouttières vertébrales ; de chaque côté, les muscles seront refoulés aussi loin que possible avec la gaîne périostique des lames vertébrales. On confiera le tout à des grands écarteurs.

2° Ouverture du canal rachidien.

Les masses musculaires écartées, on sectionne à leur base avec une pince coupante quelconque les apophyses épineuses dénudées. Au ras du bord inférieur d'une des lames, on coupe au bistouri le ligament jaune qui l'unit à la lame sous-jacente, et l'on se met en demeure de créer une brèche dans la paroi postérieure du canal rachidien.

On peut employer pour cela le banal ostéotome ou le vulgaire ciseau à froid. Avec cet instrument tenu obliquement, on fait sauter une lame vertébrale et on creuse ainsi une brèche rachidienne. On obtient ainsi, en quelques coups de marteau, une ouverture suffisante pour l'introduction d'une pince-gouge. L'opération ne présente plus alors aucune difficulté ;

avec une très grande rapidité on met à nu la face postérieure du sac dural. Quant à l'hémorragie qui provient de la coupe osseuse, elle est peu abondante.

3° Ouverture de la dure-mère.

Avec un instrument mousse, un tampon, on a dégagé la dure-mère, elle apparaît blanche, nacrée, bombant sous l'effet d'une hypertension due à la position inclinée. On la soulève avec une pince à griffes et on la ponctionne au bistouri sur la ligne médiane ; puis, on prolonge l'incision en haut et en bas jusqu'aux limites de la résection osseuse, de façon à bien exposer le champ opératoire.

A peine le bistouri a-t-il pénétré dans les espaces sous-arachnoïdiens que le liquide céphalo-rachidien s'écoule en assez grande quantité. Puis, au bout d'un instant, cet écoulement diminue ; il n'est plus qu'intermittent, rythmé par les mouvements respiratoires; mias si l'on a incliné suffisamment le malade, il n'y a pas lieu de craindre l'assèchement absolu des centres nerveux que l'on a parfois observé et qui peut amener une mort rapide, en quelques heures, avec grande hyperthermie.

La dure-mère étant incisée dans toute son étendue, avec un tampon, on absorbe le sang qui s'est écoulé dans la plaie. Puis, avec 2 fils de catgut de chaque côté, on fixe les lèvres de son incision, afin de les faire écarter au moment de la recherche des racines postérieures.

4° Section des racines rachidiennes.

C'est le temps le plus difficile de l'intervention.

Pour Tietze, le procédé le plus simple consiste à

aller chercher les racines vers leur sortie de la dure-mère et à soulever, sur un crochet mousse, le cordon aplati que l'on rencontre : ce cordon renferme les 2 racines antérieure et postérieure, mais on aperçoit une fente qui les sépare et, avec un autre crochet mousse (crochet à strabisme), on achève d'isoler la racine postérieure et on résèque dans la plus grande étendue possible. Cette section s'opérera sans perte de sang. Au moment où l'on sectionne les racines, on a noté quelquefois des modifications de la pression sanguine qui s'abaisse brusquement, ainsi que des syncopes.

On sait, enfin, que l'on doit craindre la régénération des racines si l'on se borne à une simple section.

5° Fermeture de la dure-mère et suture des téguments.

Le champ opératoire nettoyé rapidement, il convient de faire une suture attentive de la dure-mère. Cette suture, aussi hermétique que possible, sera faite à l'aide d'un catgut avec une fine aiguille de Reverdin à petite courbure.

La dure-mère suturée, on rapprochera au-dessus les masses musculaires avec des gros catguts (n° 2). Enfin il suffira de mettre quelques points sur l'aponévrose superficielle et de suturer la peau. Dans aucun cas, on ne fera de drainage de la plaie, afin d'éviter l'infection.

Après la suture de la plaie, on enveloppera toute la région opératoire d'un épais pansement ouaté. On recommandera, en outre, au malade de rester dans le décubitus latéral droit ou gauche, ou de se coucher sur le ventre pour éviter, au niveau de la plaie, tout phénomène de compression susceptible d'amener secondairement des escharres. Bierens de Haan conseille d'envelopper soigneusement les talons du malade et de mettre un coussin élastique sous le sacrum.

Les différents chirurgiens qui ont eu l'occasion d'intervenir dans cette région ont préconisé diverses variantes opératoires qu'il nous faut maintenant étudier. Nous pouvons grouper sous deux chefs les modifications qui ont été préconisées à ce sujet : d'une part, il y a des divergences sur la question d'opération en 1 ou 2 temps ; d'autre part les racines que résèquent les différents auteurs ne sont pas les mêmes, et il y a surtout des variations au sujet de la méthode à employer pour inciser la dure-mère et sectionner les racines.

Chipault préconise la division de l'opération en deux séances : la première séance préliminaire consistera en une simple laminectomie, la deuxième séance étant consacrée à la radicotomie. Chipault voit dans cette méthode une diminution des risques de gravité par suite du moindre schock. Il perdait, en effet, 2 opérés sur 7 dans des cas de radicotomie pour névralgies rebelles. Tietze de même recommande l'opération en 2 séances, croyant par là diminuer le schock dans une opération longue (1 heure 15 m. à 2 heures) et d'autre part diminuer les chances d'infection.

Küttner, après avoir au début adopté les idées de Tietze et après avoir même exposé, dans le *Central-*

blatt für Chirurgie, l'avantage de cette méthode au point de vue schock, est néanmoins revenu à l'opération en une séance ; et son excellente statistique de 10 cas présentés à la *Société Médicale de Breslaü* et au XXXIXe Congrès de chirurgie allemande, avec 8 cas très favorables de malades pouvant marcher sans béquilles et à peu près normalement, prouve en effet les excellents résultats de cette opération en une séance. D'ailleurs, pour éviter le schock on pourra, pendant l'opération, pratiquer une injection sous-cutanée de sérum artificiel et faire une injection d'huile camphrée ou de caféine.

Tel est également l'avis des autres opérateurs : Goyanez, Göbel, Leo Bernhaupt. Küttner, recommande également d'éviter de tordre les racines rachidiennes. Pour cela il relève simultanément toutes les racines postérieures au moyen d'une sonde cannelée, après avoir pratiqué une large incision dans la dure-mère. Il les sectionne d'autre part sur une largeur d'au moins 1 centimètre, de façon à éviter la régénération.

Quant à Guleke, il incise au contraire délicatement la gaîne méningée de la racine, attire celle-ci au-dehors et la sectionne ; il diminue ainsi la longueur de l'incision dure-mérienne et est plus protégé contre l'infection et la perte de liquide céphalo-rachidien.

Tout récemment, Van Gehuchten a conseillé une technique expérimentée par lui sur le cadavre de jeunes enfants et employée par Lerat. Elle consiste à ne pas sectionner systématiquement certaines racines, mais à sectionner dans chaque racine 2 ou 3 filets nerveux ; ainsi on parera mieux à l'anesthésie possible après la radicotomie et l'on supprimera la contracture.

Dans le but de ne pas trop affaiblir la colonne vertébrale, Taylor a renoncé à pratiquer l'opération de Foerster typique. Il sectionne les lames vertébrales, mais respecte les apophyses épineuses. Il se donne du jour sur une largeur d'environ 1 centimètre et c'est par cette voie qu'il résèque les racines.

Telles sont les modifications diverses de technique. Ils nous reste à dire que, si généralement on sectionne les 2e, 3e, 5e lombaires et la 2e sacrée, certains chirurgiens sectionnent seulement les 2e, 3e et 5e lombaires. En cas de forte contracture en flexion, on résèquera la 1re sacrée au lieu de la 2e sacrée ; dans les fortes contractures en extension, on résèquera la 3e lombaire au lieu de la 4e lombaire. Dans les cas de contracture du membre supérieur, l'opération portera sur les 5e, 6e, 7e cervicales et 1re dorsale.

De cette longue étude de la technique opératoire, nous allons résumer les points essentiels en disant que l'opération doit être précédée d'une asepsie sévère et avec usage modéré de la teinture d'iode ; que le malade doit être placé en position de Trendelenburg et soumis à une anesthésie à l'éther.

L'opération sera une laminectomie totale en une séance, avec résection des racines sur une longueur de 1 centimètre ; la suture des méninges sera très soignée et la mise d'un simple drain sous-cutané sera évitée, afin de ne pas exposer le sujet à l'infection. Enfin, un pansement aseptique recouvrira la région.

Suites opératoires et soins post-opératoires

Nous avons étudié, dans le chapitre précédent, quelle est la technique opératoire ; mais le rôle du chirurgien n'est pas terminé, l'opération finie ; les jours suivants, le chirurgien devra surveiller son malade, parer aux suites parfois fâcheuses de la radicotomie et instituer une thérapeutique nouvelle médico-chirurgicale destinée à réparer les déformations acquises.

Dans les jours qui suivent immédiatement l'opération, on observe assez fréquemment des tendances syncopales qu'on peut mettre sur le compte de l'hémorragie et de l'ébranlement nerveux dû à l'opération. Une thérapeutique symptomatique, le repos et les injections de sérum physiologique et de toniques cardiaques (huile camphrée et caféine) en viendront facilement à bout.

Le traumatisme médullaire peut encore déterminer une rétention d'urine et une constipation opiniâtre par parésie vésicale et rectale ; mais ces accidents seront passagers au même titre que les douleurs au niveau des membres inférieurs. Ces accidents seront traités par des médications symptomatiques : cathétérisme, lavement évacuateur, bromure de potassium et chloral.

La contracture observée parfois immédiatement après l'opération s'explique assez difficilement ; celle qui survient après un certain laps de temps a été attribuée à la régénération des racines postérieures, lorsqu'on pratique une simple section et non une résection.

Un symptôme assez intéressant, mais d'ailleurs rare, est le pouls paroxystique, dû sans doute à des troubles réflexes à point de départ viscéral ou méningé. On sait, en effet, que l'excitation de l'arachnoïde produit une accélération du pouls.

Durant cette même période, on pourra voir apparaître d'autres troubles qui sont plus particulièrement d'ordre chirurgical : c'est la méningite purulente mortelle, observée lorsque le malade a une escharre fessière, ou parfois à la suite d'application trop intense de teinture d'iode. Aussi devra-t-on surveiller le pansement et le changer si, par hasard, le liquide céphalo-rachidien s'échappant goutte à goutte le mouillait, favorisant les chances d'infection.

Tels sont les divers accidents qui peuvent survenir dans la période qu'on peut appeler la période critique post-opératoire. Mais cette période passée, le chirurgien devra mettre en œuvre un traitement orthopédique et éducateur. Le malade présente, en effet, encore des attitudes vicieuses dues à l'immobilisation et à la contracture prolongées. Dans les cas où ne persitera qu'une légère déformation, l'orthopédiste devra s'occuper avec patience de l'éducation mentale et motrice. On recourra, dans les cas où des déformations plus graves persisteront, à la mobilisation passive et à des séances répétées de gymnastique élémentaire et de massage. Enfin, lorsque des déformations persisteront, on recourra à une nouvelle intervention chirurgicale par redressement sous chloroforme ou ténotomies diverses du tendon d'Achille ou des adducteurs. On sera alors obligé de maintenir sous plâtre et en hyper-correction les segments de membres intéressés.

Dans le cas où une paralysie surviendrait dans cette même période, on appliquera souvent avec succès un traitement iodo-mercuriel, d'autant plus indiqué que la réaction de Wassermann sera positive.

C'est par l'ensemble de toute cette thérapeutique qu'on arrivera à améliorer et à guérir les petits malades atteints de paralysie spasmodique congénitale.

Résultats et Indications de l'opération de Foerster

L'opération que nous venons de décrire mérite-elle d'être exécutée ? Telle est la question que nous devons maintenant nous poser, en examinant quels sont ses résultats et s'ils donnent une guérison plus considérable que les autres interventions sans mortalité plus grande.

Nous avons réuni toutes les observations de la maladie de Little traitée par la radicotomie et en avons dressé le tableau suivant :

Kuttner (de Breslau).	10 cas	0 mort
Gottstein (de Breslau).	5	1
Otto Hildebrand (de Berlin).	2	»
Klapp (de Berlin).	6	»
Biesalsky.	3	1 (dermatite due à la teinture d'iode ; abcès extra dur mérien)
Moskovitch (de Berlin).	1	1 même cause
Goebel (de Berlin).	1	»

Hevezi (de Kolozvar)	1 cas	0 mort	
Clark & Taylor (de New-York).	4	»	
Tietze (de Berlin).	6 dont 2 adultes	2	(2 adultes, l'un avait une escharre fessière)
Schüller.	1	»	
Vignard (de Lyon).	1	1	(dû à l'écoulement total du liquide céphalo-rach.)
Goyanez.	1	»	
Ernest W Hey (de Bristol).	1	»	
Forster (de Breslau).	5 (dont 4 cas dans sa communication à la Société Royale de Londres)		
Total	48 cas	7 morts	

Cette statistique nous donne 7 morts sur 48 cas opérés jusqu'à présent, soit 14 % de mortalité. Ce chiffre pourrait, à première vue, paraître fort élevé par rapport à la mortalité chirurgicale générale. Mais il faut considérer que les spasmodiques congénitaux sont des individus présentant une résistance bien moindre aux interventions, vu leur affection nerveuse.

D'autre part, il est à considérer que sur les 7 cas de morts, 2 sont survenus chez des adultes qui ne s'étaient offerts à l'opération qu'étant donné leur état complètement incurable par toute autre thérapeutique chirurgicale et médicale. A considérer également que deux des autres morts (celle du malade de Biesalsky et du malade de Moscovitch) étaient dues à une dermatite iodique suivie d'un abcès extra dure-mérien. Si l'on défalque ces deux causes de mort facilement évitables en faisant une asepsie stricte, mais sans teinture d'iode trop forte, et en refusant d'opérer des adultes chez lesquels l'opération est manifestement plus grave, on n'aura plus qu'une mortalité de 3 pour 44 cas, soit 6 1/2 % environ ; et encore doit on remarquer que sur ces 4 morts, l'une était due à un écoulement de liquide céphalo-rachidien. La statistique de mortalité ne présente donc pas une apparence aussi sombre et permet de ne pas accepter les conclusions trop rigoureuses que le récent Congrès de Pédiatrie semble avoir portées sur cette opération.

Voici d'autre part la statistique apportée par M. Foerster dans sa communication à la Société Royale de Médecine de Londres, le 13 juin 1911.

Sur 61 cas de paralysies spasmodiques traitées par cette opération, 56 ont survécu, 5 sont morts ; ces 56 cas se répartissent de la façon suivante :

37 cas de *maladies de Little* — 36 avec excellent résultat, 1 sans résultat.

3 cas *de paraplégie spas, d'origine cérébrale acquise* — 3 résultats excellents.

4 cas *de paralysie spinale traumatique* — 2 résultats satisfaisants, 2 résultats non satisfaisants.

1 cas *de paraplégie pottique* — 1 résultat satisfaisant.

2 cas *de paraplégie syphilitique* — 1 résultat satisfaisant.

2 cas *de sclérose disséminée* — 1 résultat satisfaisant.

7 cas *de paralysie spasmodique du bras* — 5 résultats satisfaisants.

Cette statistique, ainsi que les observations, montre que les 37 malades atteints de la maladie de

Little ont tous survécu et largement bénéficié de l'opération.

Dans l'immense majorité des observations publiées, la disparition de la contracture a suivi presque immédiatement l'opération. Au bout de six semaines environ, la marche était possible, avec réflexes rotuliens normaux et disparition du signe de Babinski. Dans les cas les plus défavorables, la marche était possible, soit après quelques petites interventions, soit après une rééducation motrice. Dans les cas rares où survenait une paralysie, celle-ci est rapidement guérie par un traitement iodo-mercuriel.

Dans ces conditions, il apparaît nettement que les résultats fonctionnels étant excellents et la mortalité n'étant pas élevée, les malades atteints de paralysie spasmodique congénitale devront être opérés.

Avec Van Gehuchten, nous poserons comme indications tous les cas de contractures graves qui ont résisté au traitement médical ou orthopédique : c'est-à-dire toutes les maladies de Little sans symptômes cérébraux graves, les paraplégies syphilitiques spasmodiques ayant résisté au traitement mercuriel, la sclérose en plaque et le mal de Pott éteint.

Cette opération sera au contraire rejetée dans le mal de Pott en évolution, et dans la syringomyélie. Quant à la maladie de Little elle-même, elle présente quelques contre-indications. Il convient de ne pas opérer les adultes atteints de maladie de Little, vu la mortalité plus grande. On n'opérera pas non plus les individus atteints d'escharre fessière, qui est une menace de méningite.

Si l'on respecte ces contre-indications, l'opération de Foerster présente un grand intérêt et mérite d'être tentée dans ces cas graves où les enfants sont immobilisés au lit comme de véritables « bûches ». Ces enfants deviendront, en effet, capables de marcher, de courir, de jouir de la vie et seront le véritable triomphe de l'opération de Foerster.

Observations

OBSERVATION I.

Förster in Rose, *Semaine Médicale,* 7 juillet 1911.

Maladie de Little. Intelligence très médiocre.
Opération de Foerster.

Enfant de 9 ans. Membres supérieurs légèrement intéressés. Strabisme divergent. Déformation notable du crâne. Degré accentué d'imbécillité. Pieds fixés en flexion plantaire extrême, par une contracture des fléchisseurs plantaires qui n'admettait pas le moindre redressement du pied. Du clonus et le signe de Babinski des deux côtés. Le genou était contracturé en flexion ; mais les extenseurs étaient également contracturés, ne permettant qu'une légère augmentation passive de la flexion de la jambe.

Les cuisses fléchies étaient pressées l'une contre l'autre, en rotation interne. Le seul mouvement passif possible consistait en une flexion supplémentaire légère.

Le malade n'exécutait volontairement, quel que fût le mouvement commandé, qu'une flexion peu importante du genou et de la hanche, qui s'accompagnait d'une flexion dorsale du gros orteil et du métatarse ; toujours bilatérale et symétrique, elle provoquait des mouvements des bras, une flexion de la colonne vertébrale et de la tête, de même que tout acte exécuté avec les membres supérieurs augmentait la flexion des jambes.

Tout essai du patient pour s'asseoir, se retourner dans le lit, se tenir debout ou marcher en étant soutenu par les bras, était rendu illusoire par l'apparition constante de cette flexion brusque des segments du membre inférieur.

Depuis deux ans, l'affection n'avait cessé de progresser.

La radicotomie des 2e, 3e, 5e lombaires et 2es sacrées fut pratiquée le 11 juin 1907. Durant l'anesthésie, la contracture disparut, ce qui montre bien qu'il s'agissait de contracture spasmodique vraie.

Immédiatement après l'opération, toute position vicieuse avait disparu et il n'en survint jamais plus. Les segments des membres inférieurs étaient mobilisables dans toutes les directions et dans une étendue normale, sans qu'on ressentît de résistance musculaire anormale ; on pouvait faire asseoir le malade sans que les genoux se pliassent. Les réflexes achilléens et le clonus du pied faisaient défaut, les réflexes patellaires étaient redevenus normaux. Le signe de Babinski persistait des deux côtés. Au début les mouvements s'accompagnaient de douleurs, mais celles-ci cédèrent au bout de cinq à six semaines. Elles empêchaient cependant le patient d'exécuter les mouvements volontaires qu'on essayait de provoquer.

Trois mois après l'opération, le petit malade pouvait exécuter tous les mouvements segmentaires, sans que les autres segments fussent le siège de contractions musculaires. L'enfant pouvait se retourner dans son lit, y monter quoiqu'il fût assez haut, se tenir debout avec une canne, dans une position correcte. Enfin, il a appris à marcher, et le seul trouble de sa démarche est d'écarter un peu les jambes et de n'avancer qu'assez lentement ; mais il lui est possible de marcher longtemps, de faire de grands pas, de faire demi-tour, d'aller en arrière et de côté. Il n'existait aucune ataxie et, autant qu'on peut en juger chez ce garçon peu intelligent, aucun trouble grossier des sensibilités cutanée et profonde.

OBSERVATION II.

Foerster in *The Lancet,* juillet 1911.

Enfant de 7 ans. Atteint d'une paralysie spasmodique extrêmement intense. Il ne peut effectuer aucun mouvement volontaire, ni s'asseoir, ni se tenir debout. Le traitement orthopédique préliminaire, qui a consisté en ténotomies sur les adducteurs et les jumeaux, n'a eu aucun effet. La rigidité a persisté comme avant l'opération.

Le résultat de la radicotomie postérieure fut, au contraire, une cessation immédiate de la contracture avec réapparition des mouvements volontaires. L'enfant put mouvoir librement les membres inférieurs ; puis marcher sans aide ; il peut se tenir debout et plier les genoux. Cette amélioration considérable s'est maintenue et va en augmentant, grâce à l'exercice.

OBSERVATION III.

Foerster, *The Lancet*, juillet 1911.

Enfant de 10 ans. Atteint d'une paralysie spasmodique congénitale, avec contraction prédominante sur les fléchisseurs. La motilité est nulle, le malade ne peut ni s'asseoir, ni marcher, ni se tenir debout. Après l'opération, le malade voit disparaître la contracture. Il peut s'asseoir sans aide, se coucher, se tenir debout et marcher de longues heures sans fatigue.

OBSERVATION IV.

Foerster, *The Lancet*, juillet 1911.

Il s'agit d'un garçon de 11 ans, atteint d'une paralysie spasmodique très marquée. Il ne peut s'asseoir, se tenir debout, marcher sans aide. Il ne peut effectuer aucun mouvement volontaire. Après l'opération, la rigidité a complètement disparue. Les mouvements volontaires sont possibles, il peut marcher, se tenir debout, s'asseoir, effectuer tous les mouvements ordinaires de la hanche, du genou et du coup de pied.

OBSERVATION V.

Foerster, in *The Lancet*, juillet 1911.

Paralysie spasmodique ayant atteint les membres inférieurs et supérieurs et amené un enchevêtrement de ces membres. Le malade était complètement incapable de s'asseoir, de faire aucun mouvement volontaire ; il restait couché et de plus était atteint d'athétose. On décide de pratiquer une résection des racines postérieures, à la fois sur la région cervicale et la région lombaire. Le spasme cessa rapidement. Le malade peut remuer séparément ou simultanément ses membres. Il peut se tenir debout ou assis, boire et manger seul.

OBSERVATION VI.

Malade présenté par M. Kotzenberg, à la « Réunion » des Chirurgiens du nord-ouest de l'Allemagne, le 23 janvier 1909, résumée in *Journal de Chirurgie.*

Jeune fille de 4 ans atteinte de maladie de Little. Les contractures sont surtout prononcées au niveau des muscles des membres inférieurs ; les cuisses sont fortement fléchies et les talons si serrés l'un contre l'autre que pour les écarter il faut employer une force considérable.

Le signe de Babinski et la trépidation épileptoïde sont très prononcés.

L'opération est faite en deux temps :

Dans un premier temps, on met la colonne lombaire à nu et on résèque les 3e, 4e, 5e arcs vertébraux postérieurs. Le lendemain, on ouvre la dure mère et on résèque de chaque côté de la ligne médiane les racines postérieures des 3e, 4e, 5e paires lombaires et de la 1re paire sacrée.

Les suites opératoires sont très bonnes.

La trépidation épileptoïde et le signe de Babinski ont disparu. La flexion et l'abduction, tant active que passive, des cuisses et des jambes se font bien.

OBSERVATION VII.

Un cas de maladie de Little présenté par M. Gottstein à la « Société de Chirurgie de Breslau, in *Journal de Chirurgie.*

Jeune fille de 17 ans, atteinte de maladie de Little (contracture des deux membres inférieurs, surtout prononcée à droite). La réaction de Wasserman fut négative.

Opération en une séance : laminectomie et section des racines postérieures des 1re sacrée, 2e, 3e, 5e lombaires du côté droit seulement.

Aussitôt après l'opération, les contractures disparurent et on put fléchir et étendre facilement la cuisse, la jambe et le pied droit ; mais, dans les jours qui suivirent l'opération, apparaît une paralysie flasque du membre inférieur gauche.

On soumet la malade (malgré le Wasserman négatif) au traitement mercuriel et la paralysie disparaît graduellement.

OBSERVATION VIII.

Goyanez in *Revista y medica y chirurgica practica,* 6 décembre 1909.

Enfant de 9 ans. Maladie de Little typique.

Le malade ne pouvait ni s'asseoir, ni marcher.

Résection bilatérale des racines postérieures L3, L5, S2.

Résultat final bon, quoique l'enfant ne soit pas revenu à l'état normal absolu.

OBSERVATION IX.

Taylor, in *New-York Medical Journal,* 1910.

Il s'agit d'un jeune homme de 18 ans. Atteint d'une hémiplégie spasmodique survenue après une naissance dans de mauvaises conditions (travail laborieux, plusieurs applications difficiles et défectueuses de forceps). L'enfant naquit très cyanosé.

Actuellement hémiplégie gauche avec avant-bras gauche plus court que le droit, et contracture en angle droit. La main est très fléchie sur le poignet. Les doigts en extension se meuvent très peu. Le malade est idiot.

Opération sous anesthésie à l'éther.

Section des racines postérieures C4 à D2.

Aussitôt réveillé, on constate que les réflexes sont normaux du côté primitivement paralysé, mais il existe une anesthésie dans les deux tiers inférieurs du bras.

On continue par un traitement orthopédique et on corrige les attitudes vicieuses par des ténotomies.

Bon résultat.

OBSERVATION X.

Taylor, in *New-York Medical Journal,* 1910.

Hémiplégie cérébrale infantile avec participation de la face chez un sujet de 18 ans, épileptique.

Les crises épileptiques très fréquentes sont apparues à 8 mois ; elles s'annoncent toujours par une aura et débutent par le côté droit.

Opération le 4 novembre 1910. Opération de Foerster.

Ablation des racines postérieures de C4 à C7.

Les phénomènes spasmodiques disparaissent après une courte période. Les crises épileptiques très fréquentes avant l'opération (49 dans le cours de l'année 1907 ; 51 en 1908 ; 160 en 1909, soit 12 à 14 par mois l'année dernière, tombent à 6 en six semaines, soit 4 par mois. Il semble que l'épine irritative productrice des crises épileptiques ait disparu.

OBSERVATION XI.

Hevezi (Kolozvar) in *Journal de Chirurgie 1910,* t IV.

Il s'agit d'une jeune fille de 11 ans. La contracture débuta à l'époque où l'enfant aurait dû commencer à marcher.

Elle alla ensuite en se développant au point que la malade ne put se tenir debout.

Après une double ténotomie du tendon d'Achille, pratiquée vers l'âge de 7 ans, le sujet arrivait à se traîner péniblement en avant ; son développement intellectuel avait subi un arrêt assez marqué.

Hevezi vit la malade en août 1909, alors qu'elle avait 11 ans. Elle présentait une paraplégie spasmodique, les cuisses en flexion, adduction et rotation interne, les genoux en demi flexion, ainsi du reste que les articulations tibio-tarsiennes. On observait de l'exagération des réflexes du clonus du pied ; on notait le signe de Babinski. Les muscles étaient durs, les mouvements passifs impossibles, les genoux si rapprochés qu'on éprouvait des difficultés à habiller la malade. Les contractures étaient beaucoup plus accentuées à gauche.

En résumé, le sujet, dépourvu de tous ses moyens, ne pouvait ni marcher, ni se tenir, ni s'asseoir sans le secours d'un aide.

L'opération fut pratiquée le 26 janvier 1910 ; elle consista en une laminectomie avec rhizectomie (section des racines post.) et nécessita une seule séance. Désinfection de la peau à la teinture d'iode, narcose à l'éther. On pratiqua une incision allant de la onzième dorsale au milieu du sacrum. Libération sous-périostée des muscles des gouttières. Résection des apophyses épineuses des 5 vertèbres lombaires. La dure-mère fut incisée sur la ligne médiane. On reconnut les racines postérieures et on réséqua plusieurs centimètres des 2e, 3e, 5e lombaires et de la 2e sacrée à gauche ; à droite, on ne réséqua que les 2e et 4e lombaires et la 1re sacrée. L'opération ayant duré 2 heures, on se contenta de fermer la plaie en un plan par quelques points de suture. Le lendemain, on réopéra la malade pour faire une suture plus soignée :

surjet à la soie sur la dure-mère, suture musculaire et suture cutanée. Un drain fut laissé pour quelques jours.

Suites de l'opération : Paralysie passagère de l'intestin et de la vessie. Aussitôt après l'opération, on observa une amélioration dans l'état de la malade. La rigidité des membres diminua beaucoup et l'exagération des réflexes disparut, permettant le retour des mouvements passifs, sans douleur, et de plus en plus étendus. Les mouvements actifs devinrent également possibles à partir du 1er jour. Six semaines après l'opération, la malade pouvait marcher, d'abord avec l'aide de 2 personnes, puis enfin seule.

Actuellement, la marche est encore difficile ; mais cela tient en partie, à ce que le corps repose sur la pointe des pieds avec un peu de flexion des genoux et des hanches.

OBSERVATION XII.

(Ernest W. Hey Groves de Bristol, in « *The Lancet* », 8 juillet 1911.)

La malade est une jeune fille de 16 ans. Elle a une hémiplégie spasmodique congénitale.

Jeune fille de belle apparence, très intelligente. Elle n'a jamais pu se servir du bras droit. L'avant-bras est en pronation et la main en flexion forcée.

La musculature est normale. Les mouvements volontaires sont hésitants ; on a de la peine à lui faire effectuer des mouvements passifs, à cause de la raideur. Mouvements de la jambe droite très restreints.

Une première opération consiste à sectionner le médian et le tendon d'Achille.

La deuxième opération est une radicotomie postérieure. La moitié droite des 5e, 6e, 7e racines cervicales est repérée et sectionnée après ouverture de la dure-mère, ainsi que la 4e racine dorsale.

Le lendemain, la main est absolument flasque.

Au bout de quelques jours, les muscles sont revenus à un tonus normal et il ne reste que quelques déformations dues à la contracture.

Dans une troisième opération, on résèque les 3/4 du radius.

Actuellement, 3 mois après l'opération, l'avant-bras est guéri ; la main peut être mise en hyper-extension et abduction. La malade a appris à se servir de ses doigts et peut écrire. Les doigts peuvent être placés en extension, mais la main est en légère abduction. Les mouvements du coude et de l'épaule sont normaux ; la sensibilité est légèrement diminuée dans le territoire du cubital à l'avant-bras.

OBSERVATION XIII.

Taylor et Clarke. Nouveau traitement des paralysies spastiques par résection des racines postérieures. *New-York Médical Journal*, t. XC, N° 5, janvier 1910.

Il s'agit d'un enfant âgé de 11 ans, ne présentant aucun antécédent héréditaire. Scarlatine à un an.

Il est atteint d'une diplégie cérébrale infantile, survenue au cours de cette affection. Le syndrôme de paralysie avec contracture est typique : exagération des réflexes, clonus de la rotule, signe de Babinski. La tendance à la progression croisée des jambes est nette. Néanmoins l'enfant peut marcher à petits pas, sans aucune assistance étrangère, mais en étendant les bras comme balancier.

On tente en vain quelques mesures orthopédiques.

En l'absence de toute localisation, de tout guide pour l'intervention opératoire, on fait seulement une hémi-laminectomie gauche, en sectionnant les racines dorsales et lombaires postérieures D 12, L 1, L 2, L 3, L 4, L 5 gauches.

Ultérieurement, résultats favorables. Pas d'anesthésie consécutive nette. Mouvements acquis par l'éducation.

Immédiatement après l'opération il n'y eut pas de schock opératoire, mais, pendant 24 heures, le malade se plaint de douleurs à l'extrémité de la jambe gauche. Les douleurs persistent 8 jours.

L'examen pratiqué au bout de 8 jours montre alors que l'état spasmodique est beaucoup diminué, pour ainsi dire disparu. Les réflexes rotuliens, achilléens sont normaux. Le signe de Babinski n'existe plus que par intervalles.

15 jours après l'opération, malgré quelques syncopes, le malade peut marcher à pas lents.

OBSERVATION XIV.

Van Gehuchten et Lerat. — Communication à l'Académie de Médecine Belge, in *Journal de Neurologie*.

Fille de 9 ans, atteinte de maladie de Little.

Résection des deux lames dorsales (XI et XII) et des deux premières lombaires.

Section de 3 ou 4 filets radiculaires dans chaque racine postérieure, allant des 4 dernières lombaires aux 2 premières sacrées.

La petite malade, opérée par M. Lerat, est en état de marcher seule et de mouvoir volontairement les différents segments des membres inférieurs, alors qu'avant l'opération elle était obligée de garder le lit.

OBSERVATION XV.

Garçon de 5 ans, opéré par De Vos et Van Gehuchten, pour maladie de Little, suivant la technique de Van Gehuchten.

Résultats très favorables après 3 mois.

OBSERVATION XVI.

Otto Hildebrand, de Berlin, in *Presse Médicale, 1911, p. 375.*

Deux cas d'opération de Foerster pour maladie de Little : un des enfants a été très amélioré ; un autre opéré depuis trop peu de temps pour qu'on puisse juger du résultat.

Les deux malades eurent une résection des 2ᵉ, 3ᵉ, 5ᵉ lombaires et 2ᵉ sacrée.

OBSERVATION XVII.

Göbel de Kiel, in *Journal de Chirurgie, 1910,* p. 277.

Garçon de 15 ans, atteint de maladie de Little typique, avec spasmes formidables dans les membres inférieurs.

Le malade est atteint d'une profonde imbécillité. La résection bilatérale des 2e, 3e, 5e racines lombaires et de la 2e sacrée a produit une amélioration considérable. Les spasmes ont disparu, la sensibilité et la mobilité paraissent normales. Son intelligence même se serait développée.

OBSERVATION XVIII.

Résumé de 6 observations de Tietze

3 opérations chez des enfants.

3 opérations chez des adultes.

Ces opérations ont été faites en deux temps. Deux des adultes sont morts, l'un de schock opératoire, l'autre d'une infection médullaire, le malade était atteint avant l'opération d'une escharre fessière.

OBSERVATION XIX.

Küttner de Breslau, 14 avril 1910.

Résumé de 10 opérations. Les malades, présentés au nombre de 8 à la Société de Chirurgie et au Congrès, marchaient très bien sans béquilles.

OBSERVATION XX.

Gottstein. — Communication à la Société de Breslau.

Jeune homme de 24 ans, atteint d'une hémiplégie d'origine cérébrale (encéphalo-méningite), avec contracture très prononcée des muscles des membres inférieurs, surtout à gauche.

L'opération consiste dans la résection bilatérale après laminectomie en une séance des racines postérieures des 2e, 3e, 5e paires lombaires et de la 1re sacrée. Les contractures ont cessé rapidement, mais la rétraction de certains groupes musculaires a nécessité par la suite la section des fléchisseurs de la jambe et le redressement en plusieurs étapes, à l'aide d'appareils plâtrés, de l'articulation du genou.

Résultat final excellent.

OBSERVATION XXI.

Due à l'obligeance de M. le Dr Vignard,
Chirurgien de la Charité de Lyon.

M. D., 6 ans, entre dans le service de M. Vignard, le 10 mai 1910. On n'a que peu de renseignements sur les antécédents héréditaires de la malade.

Parents vivants bien portants ; quatre sœurs en bonne santé ; trois frères ou sœurs morts en bas âge.

On ne sait rien au sujet de la naissance de l'enfant qui fut nourri au sein. C'est au moment où elle a commencé à tenter ses premiers pas que les parents s'apèrçurent de l'affection. Il lui fut toujours impossible de se tenir debout.

A l'examen, on est frappé de la contracture des membres inférieurs ; cette contracture atteint surtout les adducteurs et les fléchisseurs de la jambe sur la cuisse, et du pied sur la jambe. Lorsqu'on fait soutenir la petite malade, on constate que les cuisses sont en adduction forcée, les genoux collés l'un contre l'autre. De plus, elles sont en légère flexion sur le bassin. A la palpation, on sent les adducteurs violemment contracturés.

Les jambes sont également en flexion sur la cuisse ; les pieds sont déformés en varus équin. Les réflexes rotuliens sont très exagérés et le signe de Babinski très net.

Le membre supérieur gauche est également fort atteint. Le bras est collé au corps, l'avant-bras en légère flexion. Les doigts sont fléchis sur la paume de la main. Pas de troubles de la sensibilité.

Les troubles intellectuels sont difficiles à apprécier. L'enfant ne semble pas comprendre les questions qu'on lui pose, elle reste apœthique et somnolente.

Rien aux poumons et au cœur.

Intervention le 21 mai 1910. Opération de Foerster. Après résection des lames vertébrales des 4 dernières lombaires et de la 1re sacrée, on ouvre la dure-mère. On sectionne les racines postérieures des 2e, 3e, 5e lombaires et de la 1re sacrée.

L'opération dure 1 h. 25 minutes. Le schock est assez marqué. Ecoulement de la totalité du liquide céphalo-rachidien.

Le 22 mai 1910, décès (39.3 avant la mort).

Autopsie. Pas d'inflammation, ni de suppuration.

CONCLUSIONS

I. Les malades atteints de contractures graves et invétérées, que le traitement orthopédique avec ténotomies, ostéotomies, immobilisation et redressement, n'arrive pas à améliorer, sont justiciables de la radicotomie postérieure ou opération de Foerster.

II. L'opération de Foerster a pour base physiologique la suppression de la contracture, due à la diminution des excitations sensitives parvenant à la moelle épinière.

III. L'opération de Foerster sera pratiquée avec une asepsie très sévère et sous anesthésie à l'éther, le malade étant placé en position de Trendelenburg.

IV. La radicotomie postérieure portera sur les 2e, 3e et 5e lombaires et la 2e sacrée ; ce sera une résection et non une simple section.

V. L'opération de Foerster ne résume pas tout le traitement de la maladie de Little. Elle sera suivie de manœuvres post-opératoires orthopédiques : ténotomies, immobilisation en plâtre, puis exercices de mobilisation et éducation de la marche.

VI. Au prix de tous ces efforts, on peut, semble-t-il, arriver à un résultat très satisfaisant, bien supérieur à celui des autres traitements, la mortalité opératoire n'étant pas très élevée et les résultats fonctionnels étant excellents.

VII. L'opération de Foerster peut être appliquée à tous les états spasmodiques n'évoluant pas, et en particulier à la maladie de Little. Elle doit surtout être appliquée dans les cas graves, où échouent toutes les autres méthodes : elle prépare en quelque sorte le terrain et permet de les appliquer ensuite avec succès. Une seule contre-indication existe au cours de la maladie de Little : c'est la présence d'une escharre fessière ou l'âge adulte du malade.

BIBLIOGRAPHIE

ARCHAMBAULT. — A contribution to the pathogeny of spastic rigidity of childosh (*Albany M. Ann.*, 1907, t. XXXIX, p. 81-123).

Association française de Pédiâtrie, Paris (6-7 octobre 1911).

BASTIEN. — Traitement orthopédique de quelques cas de maladie de Little (Thèse Nancy, 1907-1908).

BERGER et BANZET. — Chirurgie orthopédique (Paris, 1904).

BIESALSKI. — Grundsätzliches Behandlung der Little schen Krankheit (*Münchener Médizin Wochenschrift*, 1910, 20 août).

BISCH. — Indications opératoires dans la maladie de Little (*Dauphiné Médical*, 1906, p. 193-197).

CHIPAULT. — Etudes de chirurgie médullaire, 1895.

CODOVILLA. — Communication au 22e congrès de la Société italienne de Chirurgie (in *Münich. Médiz. Wochenschrift*, no 37, 1910).

— Compte rendu du 39e congrès de la Société allemande de Chirurgie (*Pr. Médicale*, 1910).

CONGRÈS des Neurologistes allemands (Berlin, octobre 1910. Discussion sur l'opération de Foerster).

La Clinique. — Sur l'opération de Foerster, par M. Ferry, 3 février 1911.

DEJERINE et THOMAS. — Maladie de Little, in Traité Brouardel et Gilbert.

FOERSTER. — Uber eine neue operative Methode der Behandlung spasticher Lähmungen mittels Resektion hinteren Rückensmarks Wurzeln (*Zeitschrift für Orthopädische Chirurgie*, 1908, tome XXII, p. 203-223).

— Mitteilungen aus den Grenzgebieten der Med. und. Chirurgie Band 20 Heft 3.

— Berlin, *Klin. Wochenschrift*, n° 39, 1910.

— Communication à la section chirurgicale de la Société royale de Médecine de Londres, le 13 juin 1911, sur 61 cas de paraplégies spasmodiques, in *The Lancet*, juillet 1911.

GOEBEL. — Opération de Foerster dans la maladie de Little (in *Journal de Chirurgie*, 1910, p. 277).

GOTTSTEIN. — Deux cas d'opération de Foerster pour paralysie spasmodique (Société de Chirurgie de Breslau, 18 mars 1909).

— Deux cas d'opération de Foerster pour paralysie spasmodique (*Berliner Klin. Woch.*, 18 mars 1909).

GROVES Ernest. — Traitement de la maladie de Little par l'opération de Foerster (in *The Lancet*, juillet 1911).

GOYANEZ. — Un cas d'opération de Foerster. Communication à l'Académie de Médecine et de Chirurgie, 6 décembre 1909 (in *Revista de médec. e chirurgia pratica,* t. XXXIV, n° 1106, 14 janvier 1910).

HEVESI. — Un cas de maladie de Little traité par l'opération de Foerster (in *Journal de Chirurgie*, 1910, t. V, n° 1).

HILDEBRAND. — Deux cas d'opération de Foerster dans la maladie de Little (in *Pr. Médicale*, 1911, p. 375).

HOFFA. — Die spastichen Lähmungen der Kinder und ihre Behandlung (*Deutsch. Med. Wochensch.*, Leipzig et Berlin, 1906, t. XXXIII).

KIRMISSON. — Rapport présenté à l'Académie de Médecine, 9 mai 1910.

KOTZENBERG. — Section des racines postérieures dans la maladie de Little (Société de Chirurgie allemande du Nord-Ouest, Hambourg, 23 janvier 1909).

KUTTNER. — Statistique de 14 cas d'opération de Foerster, présentée à la Société de Chirurgie de Breslau, 14 mars 1910 (*Centralblatt für Chirurgie*, 23 avril 1910, p. 603).

LERICHE et COTTE. — Traitement des crises gastriques du tabes, par l'opération de Foerster (*Journal de Chirurgie*, mai 1911).

LAMBRET. — Opération de Foerster en deux temps (Congrès de Chirurgie, 1910).

LONG-LANDRY. — Maladie de Little (Thèse Paris, 1911).

POPOFF. — Traitement chirurgical et ses résultats éloignés dans la maladie de Little (Thèse Lyon, 1898-1899).

ROSE. — Traitement chirurgical de la paraplégie spasmodique, opération de Foerster (*Semaine Médicale*, 7 juillet 1909).

SPILLER et FRAIZIER. — Résection des racines spinales post. comme traitement de la contracture (*University of Pensylvania medical Bulletin*, t. XXII, nº 11, janvier 1910, p. 314-321).

Société russe de Pirogoff, 11 nov. 1909. Sur l'opération de Foerster.

SHULER. — Radicotomie favorable dans un cas de paralysie inf. d'origine cérébrale (Société de Médecine de Vienne, 1910, avril).

St-Pétersburger méd. Wochenschrift, nº 3, 28 janvier 1911. — Durchschneidung der hinteren Rückenmark Wurzeln bei spastischen Lahmungen (Foerstersche operation).

TAYLOR et Pierre CLARK. — Nouveau traitement des paralysies spasmodiques par l'opération de Foerster (in *New-York Med. Journal*, t. XC, nº 5, 29 janvier 1910, p. 215-220).

TIETZE. — Die Technik der Foerster operation.

Zentralblatt für Chirurgie, 3 sept. 1910. — Gulcke (die technik der Foerster operation).

Van GEHUCHTEN. — Académie de Médecine belge, 3 décembre 1910. Modifications dans l'opération de Foerster.

Weill et Mouriquand. — Traitement de la maladie de Little, dans le *Traité de thérapeutique appliquée*, publié sous la direction de Albert Robin, nouv. édition sous presse.

TRÉVOUX. — IMPRIMERIE J. JEANNIN.

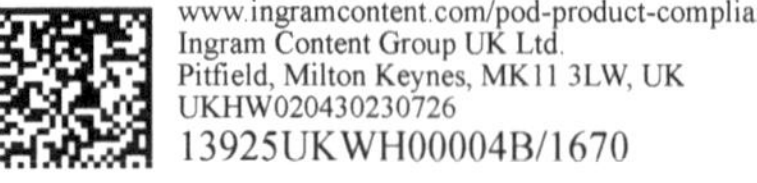
www.ingramcontent.com/pod-product-compliance
Ingram Content Group UK Ltd.
Pitfield, Milton Keynes, MK11 3LW, UK
UKHW020430230726
13925UKWH00004B/1670

9 782014 056723